I0057923

$$T c \frac{46}{19}$$

DÉPÔT LÉGAL
Bouches du Rhône
2297
1858

ÉTUDE

SUR

L'EMPRISONNEMENT CELLULAIRE

ÉTUDE

SUR

L'EMPRISONNEMENT CELLULAIRE

PAR

Le Dr A. SAUZE,

MÉDECIN-ADJOINT DE L'ASILE DES ALIÉNÉS, MÉDECIN DE LA MAISON
DE CORRECTION.

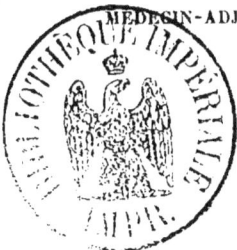

——◆——

Nous avons vu que le manque d'instruction, l'ignorance des préceptes moraux et religieux, des lois, des devoirs envers les hommes et envers Dieu, sont une des principales sources des égarements criminels de l'homme. Il faut donc suppléer du dehors à ce qui manque à ces individus du côté de l'organisation intérieure et de l'éducation, Il faut d'abord que les prisons deviennent des MAISONS DE CORRECTION.

GALL. *Fonctions du cerveau.*

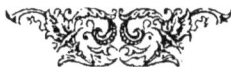

——◆——

MARSEILLE

IMPRIMERIE SENÉS, RUE CANEBIÈRE, 15.

——◆——

1855

L'application du système cellulaire aux prisons de notre département est toute récente (1). Le Conseil Général, dans sa session de 1850, se prononça d'une manière absolue pour l'établissement immédiat du régime cellulaire dans les prisons départementales. A cet effet, il vota les fonds nécessaires pour la construction d'une prison cellulaire destinée à remplacer la vieille prison du Palais-de-Justice de Marseille, et il approuva en principe la proposition qui lui était faite d'approprier au même système d'emprisonnement la Maison de Justice d'Aix et les Maisons d'Arrêt de Marseille et de Tarascon.

(1) Voir le Recueil des Délibérations du Conseil Général.

La Prison cellulaire de Marseille, commencée
dans les premiers mois de l'année 1852, fut ter-
minée dans le commencement de l'année 1854.
Elle a été ouverte le 15 juillet de la même année.
Il y a aujourd'hui environ un an qu'elle est occu-
pée. Chargé du service médical de cette prison,
je ne pouvais demeurer étranger, sans manquer à
mes devoirs, aux diverses questions qu'a soule-
vées l'application de l'emprisonnement individuel.
J'ai déjà été à même de recueillir un certain nombre d'observations intéressantes relativement à la
double influence du nouveau système pénitentiaire
sur la santé, soit physique, soit morale des détenus. C'est le résultat de ces observations que je
me propose de faire connaître en livrant ce petit
travail à la publicité. Je n'ai pas la prétention,
dans un laps de temps aussi court, d'avoir pu
élucider toutes les questions qui se rattachent à
l'emprisonnement cellulaire. Il est évident que ce
n'est qu'au bout de plusieurs années qu'il me sera
permis de porter un jugement sérieux, de formuler une opinion suffisamment motivée sur les avantages et les inconvénients du nouveau mode d'emprisonnement. Mais, comme la question est encore
indécise et débattue chaque jour, soit dans les
diverses sociétés savantes, soit dans les diverses
publications relatives à la matière, il m'a paru

utile, à défaut de conclusions précises et rigoureuses, d'apporter de nouveaux éléments à la solution d'un problème hérissé de tant de difficultés. Je crois les avoir puisés à la meilleure source en les demandant à l'expérience et à l'observation. En me plaçant exclusivement sur le terrain de la pratique, j'espère rendre plus de services que si je m'étais borné, comme tant d'autres, aux spéculations philosophiques et aux théories plus ou moins brillantes du cabinet.

Je n'ai pas l'intention de publier sur le système cellulaire un ouvrage complet, d'en faire l'histoire exacte, d'en donner une appréciation détaillée. C'est une simple étude qui en appellera d'autres, et ce n'est que plus tard qu'il me serait possible de réunir ces opuscules en corps de doctrine et de baser sur les données d'une longue expérience des principes ayant quelque solidité et quelque fondement. Il me sera cependant impossible de ne pas toucher aux diverses questions que soulève l'application du système cellulaire. Toutefois, dès le début, je commence par limiter l'objet de mon étude. N'étant à même d'observer les conséquences de l'emprisonnement individuel que dans une prison départementale, je n'ai pas voulu sortir de ce cadre restreint et j'ai borné mes études à ce point seul de la question. En d'autres termes,

je n'ai eu pour but que d'étudier le système cellulaire appliqué aux prisons départementales, c'est-
à-dire aux détentions dont la durée ne peut dépas-
ser une année. Quant aux détentions qui peuvent
durer plusieurs années ou à l'application du système cellulaire aux Maisons centrales, c'est là un
autre point de la question pour lequel je ne pourrais donner que des opinions plus ou moins hasar-
dées, car je ne pourrais pas, comme dans le premier cas, les étayer sur les résultats de mon expérience personnelle. Outre l'intérêt scientifique
qui s'attache à une publication de ce genre, il m'a
semblé qu'il serait également utile pour l'Administration supérieure, avant d'entrer plus avant dans
la voie de la réforme pénitentiaire, de s'éclairer
des résultats déjà obtenus sur les lieux par l'application du nouveau système. J'étais peut-être plus
qu'un autre, si je ne m'abuse, en mesure d'é-
tudier avec fruit cette question. Attaché depuis
plusieurs années au traitement des aliénés, voué
d'une manière spéciale aux études psychiattiques,
il m'était facile d'observer avec exactitude l'influence de la cellule sur le moral des détenus. Le
moindre dérangement intellectuel a pu être aperçu
et apprécié par moi. Si l'on considère que le reproche le plus grave qu'on ait adressé au système
cellulaire est de conduire à la folie et au suicide,

il n'était pas indifférent, pour étudier cette question, de s'être occupé d'une manière spéciale de l'étude des maladies mentales.

Je ne ferai pas le procès à l'emprisonnement collectif. Chacun en connaît les vices et les imperfections. C'était, comme on l'a dit fort énergiquement, une école du crime. S'il répondait aux besoins de la punition, il ne permettait nullement d'améliorer les détenus, de chercher à les ramener à une vie meilleure par une sorte de régénération morale. Frappé de ces divers inconvénients, le Gouvernement se décida, il y a quelques années, à appliquer à nos prisons le système cellulaire, entraîné par les bons résultats qu'on prétendait en avoir obtenus en Amérique et en Angleterre. Divers travaux ont été publiés en France pour rendre compte des essais tentés dans cette nouvelle voie et apprécier leur valeur. Les uns ont proclamé l'innocuité absolue, tandis que les autres ont cherché à établir, sur des chiffres aussi incontestables en apparence, les nombreux dangers de l'emprisonnement individuel. En face d'autorités également imposantes, il ne reste qu'un moyen d'arriver à la vérité, c'est d'avoir recours à l'observation des faits. C'est ce que j'ai fait, sans prévention aucune, sans opinion préconçue. Mon travail comprendra trois parties principales. Dans la première, je m'occupe de l'hygiène générale de la prison cellulaire. Je passerai successivement en revue les vêtements, le mode de chauffage et de ventilation, la discipline intérieure, le régime alimentaire, etc. La deuxième partie sera consacrée à l'étude des maladies dont les détenus ont été atteints. Un paragraphe important sera spécialement affecté à l'étude des désordres intellectuels, et j'y discuterai la question si controversée de l'influence de la cellule sur la production du suicide et de l'aliénation mentale. Dans la troisième et dernière partie, j'examinerai si le système cellulaire répond d'une manière satisfaisante au double but qu'il se propose, la punition et surtout l'amendement du condamné! Je chercherai à établir quels sont ses inconvénients et ses avantages; s'il est préférable à l'emprisonnement collectif et s'il n'y a pas de danger à l'adopter d'une manière générale pour les prisons départementales.

CHAPITRE 1er.

—

Hygiène physique et morale.

———

La prison cellulaire de Marseille a été construite sur le modèle de celle de Mazas. Elle se compose de quatre aîles venant converger à un point central, d'où la surveillance du gardien-chef peut s'exercer sur toutes les cellules. Chaque aîle se compose de trois étages. Des galeries larges et parfaitement aérées séparent la double rangée de cellules dont le total, pour la prison, s'élève à 144. L'intérieur de la prison est vaste et spacieux, très bien éclairé et ne présente pas cet aspect de tristesse que l'on remarque à Mazas. Des cours séparées permettent de maintenir pendant la promenade l'isolement de la cellule. Il en est de même pour les parloirs. La chapelle, située au centre, peut être vue de tous les détenus, sans qu'ils puissent s'apercevoir entr'eux, au moyen de l'entrebaillement de la porte de la cellule. Les cellules sont

d'une grandeur suffisante, très habilement cons-
truites et disposées. Le mobilier a été conçu et
exécuté d'une manière fort ingénieuse : il y a tout
le confortable qu'on peut désirer dans une prison.
Je ferai seulement quelques restrictions pour le
mode de couchage. Le lit est trop près du sol, dont
il n'est distant que de quelques centimètres. Il est
d'ailleurs trop étroit et trop court, et ne permet
pas à un homme d'une constitution robuste et de
haute stature de reposer commodément. J'ai observé quelques affections rhumatismales légères qui
me semblaient devoir être attribuées à l'action de
l'humidité provenant du sol. Le lit se compose d'un
rectangle en fer à supports mobiles qu'on relève et
fixe le jour contre le mur. Le vêtement du détenu, composé d'un pantalon et d'une veste en drap
cadis, est confortable. Je crois cependant qu'il serait utile de le compléter par l'addition d'une cra-
vate. J'ai observé quelques maux de gorge légers
qui me paraissaient être dus à l'action réfrigérante
de l'air extérieur sur un cou qui n'est nullement
garanti contre les changements de température. Il
serait à désirer également que lorsque le détenu
quitte la cellule pour le promenoir, il fût couvert
d'un manteau pour éviter cette brusque transition
d'un milieu convenablement chauffé à la température extérieure.

D'une manière générale et à part ces quelques
observations de détail dont l'importance est d'ailleurs secondaire, je ne crains pas d'affirmer que
la Prison cellulaire de Marseille est dans d'excellen-
tes conditions hygiéniques. On s'en convaincra facilement par la suite de ce travail, en voyant le
petit nombre de maladies qu'ont présenté les détenus et leur peu de gravité, surtout à une époque
où une épidémie meurtrière de choléra jetait
l'alarme et le deuil dans la population de notre
ville.

Le régime alimentaire du détenu se compose de
deux soupes maigres d'un demi-litre et d'une ration de pain de 750 grammes. Pour toute boisson,
de l'eau. Le dimanche, la soupe maigre du matin
est remplacée par une soupe grasse, toujours d'un
demi-litre, avec addition d'une ration de viande
bouillie de 100 grammes. Ce régime est le même
qui était suivi dans l'ancienne prison avec la vie en
commun. L'expérience m'a démontré qu'il était
plus d'une fois insuffisant dans le nouveau système. Voici ce qui arrive en effet. Au bout de quelque temps, le détenu finit par se fatiguer de cette
nourriture toujours la même. Il perd l'appétit, son
estomac fonctionne difficilement, les digestions
deviennent pénibles et laborieuses. Il survient des
nausées, de la douleur à la région épigastrique ;

la langue devient blanche, s'épaissit. Dans cet
état de souffrance des fonctions digestives, la nutrition se fait mal, les forces diminuent, le moral
s'affecte à son tour, et il n'est pas rare alors de
voir se déclarer des états gastralgiques divers ca-
ractérisés par des vomissements de matières bilieu-
ses ou glaireuses, et un sentiment de constriction
à la région de l'estomac. A ce degré, un traitement sérieux et méthodique est devenu nécessai-
re. Il faut surtout changer un régime que l'estomac
affaibli ne peut plus supporter. On verra, dans le
chapitre consacré à l'étude de la pathologie, les
moyens que j'ai l'habitude d'employer en pareil
cas.

Les inconvénients que je viens de signaler sont
plus fréquents peut-être qu'on ne serait tenté de le
croire. Qu'on parcoure mon registre d'observations
médicales et on sera surpris du nombre assez considérable des dérangements gastro-intestinaux que
j'ai eu à soigner et qui sont dus, d'après moi, à
l'insuffisance et au défaut de variété du régime
alimentaire. Le principe d'une bonne alimentation
réside non seulement dans la quantité, mais encore
dans le choix et la nature diverse des aliments.
Cette dernière condition, au moins aussi indispensable que la première, on n'en tient nul compte
dans le régime de notre prison. Quelques détenus,

d'un appétit robuste à leur arrivée, ne peuvent se contenter des rations ordinaires ; on est obligé de leur accorder un supplément de pain (250 grammes). Au bout d'un certain temps, on les voit souvent renoncer au supplément, puis à la ration ordinaire, et, plus tard, réclamer les soins du médecin. De là une augmentation de dépense considérable pour l'infirmerie, et un certain nombre de malades qu'il faut mettre à un régime spécial. Quelques-uns des détenus ont également besoin d'une certaine ration de vin qui, par l'action tonique qu'il exerce sur l'estomac, facilite les digestions et ramène les forces.

A cette alimentation toujours la même, se joint l'absence de toute boisson tonique. On comprend sans peine que dans des conditions aussi défavorables, les fonctions digestives aient la plus grande peine à s'exécuter régulièrement. Je sais bien que l'on peut m'objecter que le détenu a la faculté, sur le produit de son travail, de prélever une certaine somme qu'il a le droit d'affecter à l'achat d'une portion supplémentaire de légumes ou de viande. Mais, dans une prison cellulaire, le fractionnement forcé du travail ne permet pas l'introduction des industries qui pourraient donner un gain assez élevé aux détenus pour profiter souvent du bénéfice du Règlement relativement à l'amélio-

ration de la nourriture. On peut m'objecter encore
que le régime que je condamne est suivi dans
d'autres prisons sans qu'on ait lieu de s'en plaindre
beaucoup. Je ne conteste pas la vérité de cette as-
sertion, seulement je ferai observer que, dans
notre climat, l'appétit, pour se soutenir, a besoin
de stimulants. Pour celui qui a vécu sous les cli-
mats du Nord et du Midi, cette différence sera
facilement appréciée. Il serait à désirer, pour améliorer le régime alimentaire, que la soupe du matin
pût être remplacée par une portion de légumes et
deux fois par semaine de viande. Il faudrait également faire deux distributions de pain par jour sans
augmenter la ration, car il arrive souvent que le
détenu mange au repas du matin ses 750 grammes
et le soir se trouve sans pain. Cette inégalité dans
les repas a, de plus, un inconvénient, celui de
surcharger l'estomac et de le disposer aux dérangements. On pourrait dès ce moment, sans augmenter le prix de journée du détenu, introduire
déjà une certaine amélioration dans le régime. Si
le dimanche, par exemple, on distribuait le matin
la viande seulement, et le soir la soupe grasse,
on ferait l'économie de la soupe maigre du soir,
soit 9 centimes. En ajoutant ces 9 centimes à la
soupe du matin, soit 18 centimes, on pourrait, le
jeudi, donner encore une ration de légumes ou de

viande. Comme on le voit, on aurait ainsi deux jours de la semaine, sans augmentation de dépense, une distribution de viande, ce qui aurait l'avantage de rompre l'uniformité de l'alimentation. Je sais bien que quelques esprits sévères ne manqueront pas de me reprocher cet excès de philanthropie. A ceux-là je répondrai que si la société doit punir les coupables, elle n'a pas le droit de ruiner leur santé. Non seulement elle n'a pas ce droit, mais ses intérêts s'y opposent formellement. Il ne suffit pas, en effet, de punir, mais il faut encore tâcher d'améliorer, de régénérer les condamnés. Or, je le demande, comment pourra-t-on obtenir ce résultat avec une organisation souffrante et détériorée. Ceux qui me reprocheraient trop d'humanité envers des coupables, ignorent sans doute les liens étroits qui unissent le physique au moral. Qu'on ne perde pas de vue cette grande vérité que la santé physique est indispensable à la santé morale. Comment veut-on qu'un homme qui sortira malade de la prison puisse se mettre résolument au travail. Il se découragera d'autant plus facilement et reviendra d'autant plus vite à ses anciennes habitudes vicieuses, à une vie de paresse et de débauche, que cette fois du moins il aura l'excuse de sa faiblesse et de son état maladif. La plupart des détenus, a-t-on dit, n'ont pas au dehors de la

prison, une fois mis en liberté, une nourriture aussi bonne. L'objection est beaucoup plus spécieuse que fondée pour celui qui s'est un peu occupé des questions d'hygiène. Une différence immense sépare l'hygiène de l'homme libre de celle de l'homme enfermé dans une prison. La liberté, a-t-on dit avec beaucoup de raison, est le premier aliment de l'homme. L'homme libre choisit et varie à son goût les aliments, dans la limite de ses ressources. Le détenu, soumis à la règle invariable du régime, est souvent obligé de prendre une nourriture qui ne lui convient pas. Ajoutez à cela le défaut d'exercice convenable, l'absence de distractions, et vous aurez réuni les plus mauvaises conditions pour l'entretien de la santé. Ce qui est vrai pour les prisons ordinaires, l'est encore plus pour les prisons cellulaires, où l'ennui de l'isolement, la privation des émotions de la vie en commun, augmentent encore l'effet de toutes ces causes débilitantes et hostiles à la santé.

J'ai remarqué que les constitutions les plus vigoureuses ne pouvaient quelquefois résister à l'influence débilitante du régime alimentaire de la prison. On verra, à l'article Pathologie, que j'ai eu à traiter un assez grand nombre de détenus qui ont offert des dérangements de l'estomac et qui ont réclamé des soins divers et une nourriture spéciale.

Au milieu de ces observations, j'en choisirai quelques unes qui feront mieux ressortir la vérité de ce que j'avance.

Le nommé Q....., âgé de 24 ans, charpentier, entre à la prison le 8 septembre 1854. Il a été condamné à un an pour vol. Sa santé physique est excellente. Il a de l'embonpoint. Il est de haute stature et doué d'une constitution athlétique. Il possède un appétit robuste et se plaint de l'insuffisance du régime alimentaire. Mais il ne tarde pas à se trouver fatigué de la répétition continuelle des mêmes aliments. Le 12 octobre, je constate un embarras gastrique : la tête est pesante, la langue blanche ; renvois acides, digestions laborieuses. J'ordonne une bouteille d'eau de Sedlitz et de la limonade. La santé revient à l'aide d'un traitement de courte durée. Le 3 novembre, les mêmes symptômes se reproduisent. J'ordonne une prise de calomel de 60 centigrammes et de la limonade pour boisson. L'appétit est conservé, mais les digestions sont toujours pénibles et accompagnées de renvois acides. Un supplément de ration de pain lui est accordé, sur sa demande réitérée. Déjà, à cette époque, on remarquait chez Q... les résultats d'une alimentation insuffisante. Le 15 janvier, nous le mettons pendant quelque temps à l'usage de la magnésie calcinée (30 centigrammes

par prise). Le 18 avril , les symptômes s'exaspè-
rent , les aliments sont rejetés ; les renvois acides
continuent. Je le mets alors au régime de l'infirmerie , avec 25 centigrammes de vin et de la limonade gazeuse. Le 10 mai , tous les symptômes
ont disparu. Plus de renvois , plus de vomissements. Je supprime la limonade et continue le régime spécial. Les fonctions digestives s'exécutent
bien et les forces reviennent. Le 20 mai , jour de
sa sortie , Q... est dans un état satisfaisant ; sa
santé ne laisse rien à désirer ; mais pour celui qui
l'a vu à son entrée , l'influence délétère de la prison, que j'attribue en grande partie au régime ,
est des plus sensibles. L'embonpoint est diminué ;
il n'y a pas la même apparence de vigueur, pas
les mêmes forces.

On voit , par cette observation , qu'il a suffi d'un
régime meilleur pour relever une santé compro-
mise et guérir une affection gastrique qui avait
résisté à divers traitements rationnels. Il n'est pas
besoin quelquefois de plusieurs mois de détention
pour produire les désordres que je viens de signaler. Je vais en donner une preuve.

Le nommé T... est condamné à trois mois pour
vol. Il est âgé de 34 ans, cultivateur. Il est entré
à la prison le 10 février 1855. Je constate une santé
parfaite. Constitution vigoureuse, appétit excel-

lent. Le 23 avril, il accuse de l'inappétence, la langue est blanche. J'ordonne un purgatif et de la limonade. Ces symptômes d'embarras gastrique se dissipent rapidement. A sa sortie, la santé de T... est bonne, mais il est facile de constater un amaigrissement notable. Ici, comme on le voit, l'emprisonnement n'a duré que trois mois. Quelquefois encore le laps de temps est plus court. Il y a en ce moment à la prison un génois nommé C..., âgé de 21 ans. Il a été condamné à quatre mois pour escroquerie. Il est entré le 29 mars 1855. A son arrivée, il avait toutes les apparences d'une bonne santé. Constitution forte. Il mange avec appétit. Puis, peu à peu, l'appétit a diminué; il ne pouvait plus manger la soupe, elle le répugnait. Le 23 avril, je prescrivis 25 centilitres de vin. Il y avait de l'inappétence, des douleurs d'estomac, la langue était blanche. Faiblesse générale, amaigrissement, pâleur. Je donnai un avis favorable pour une pétition qu'il adressait à M. le Préfet pour se procurer, à ses frais, une ration supplémentaire. Depuis lors, grâce à ce nouveau régime, les forces sont revenues, l'appétit est bon, l'estomac ne souffre plus.

Je sais bien qu'on me reprochera d'accuser le régime alimentaire d'un résultat auquel il faut reconnaître des causes multiples, l'effet de l'emprisonnement lui-même, l'ennui de l'isolement, le défaut d'exercice en plein air, etc. Je répondrai à cette objection qu'il m'a suffi d'améliorer le régime, sans changer les autres conditions, pour lutter contre toutes ces influences délétères qui ont, je le reconnais, chacune une action propre. Mais c'est, je crois, surtout à la mauvaise nature de l'alimentation et à son défaut de variété qu'il faut attribuer cette altération de la santé des détenus. Aussi, je ne saurais trop le redire, c'est principalement de ce côté que doivent être dirigées les réformes, et je ne saurais trop recommander à l'Administration de fixer son attention sur ce point important de l'hygiène de la prison.

Ce que je viens de dire, à propos des détenus doués d'une constitution vigoureuse et d'une bonne santé, est à plus forte raison applicable, on le comprend sans peine, aux organisations détériorées soit par des maladies antérieures, soit par les excès et la débauche, soit par le séjour dans les prisons. Il en est de même des constitutions naturellement faibles et délicates. Pour la plupart de ces détenus, le régime réglementaire de la prison ne peut être toléré, à moins de les voir rapidement tomber malades et réclamer les soins de l'infirmerie. Je suis obligé, pour éviter cet inconvénient, de leur accorder, soit une certaine ration de vin, soit des aliments supplémentaires, ce qui ne laisse pas que d'augmenter d'une manière considérable la dépense de l'infirmerie.

Le chauffage des cellules s'opère à l'aide d'appareils à air chaud. Je ne chercherai pas à faire ressortir ici les inconvénients de ce système. Sans parler de l'action nuisible que peut exercer sur la respiration et les poumons un air sec et presque entièrement privé de vapeur d'eau, on rencontre une grande difficulté pour assurer l'égale répartition du calorique dans les divers étages et aux diverses distances de la même galerie des cellules. A part ces difficultés d'exécution, inhérentes au système, on peut dire d'une manière générale que la prison est convenablement chauffée. Nous avons presque toujours atteint et souvent dépassé la moyenne de 15 degrés. Outre la bouche de chaleur que possède chaque cellule, se trouve également une ouverture en communication avec les galeries situées sous le premier étage, destinée à assurer d'une manière permanente le renouvellement de l'air vicié par la respiration. Cette ventilation, quoique soumise à quelques variations, selon la direction des vents et le degré de la température extérieure, s'exécute en général d'une manière satisfaisante et fournit par heure une quantité de plus de 15 mètres cubes d'air. Ce volume d'air est, on le voit, largement suffisant pour fournir aux besoins de la respiration, quelle que soit la moyenne que l'on adopte. Au surplus, une commission spéciale, dont je fais partie, a été nommée par M. le Préfet pour s'assurer, par des expériences longtemps répétées, de la manière dont fonctionnent les appareils de chauffage et de ventilation. Si dans beaucoup de cellules on n'a pas obtenu un nombre suffisant de mètres cubes d'air, ce n'est pas au vice du système de ventilation qu'il faut attribuer ce mauvais résultat. Les tuyaux par lesquels s'opère le renouvellement de l'air vicié ont été obstrués par les détenus. Dans la cellule nᵒ 32, on a retiré par la bouche de ventilation une masse d'objets divers qui obstruaient le tuyau. La santé du détenu souffre de cette absence de ventilation. Une ophtalmie chronique a repris le caractère aigu. Il s'est déclaré des engorgements glandulaires. Il est urgent que l'on remédie au plus tôt à ce grave inconvénient et que l'on prenne des mesures pour qu'il ne puisse plus se reproduire à l'avenir. Si un pareil état de choses continuait, il pourrait en résulter des dangers sérieux pour la santé des détenus.

En adoptant le système cellulaire, il entrait dans les vues de l'Administration supérieure d'apporter aux effets de l'isolement, qui pourrait gra-

vement compromettre la santé s'il était rigoureuse-
ment absolu, tous les adoucissements compatibles
avec le double but que se propose le nouveau mode
d'emprisonnement. A cet effet, une large part a
été faite aux visites qui, tout en arrachant par
intervalles le détenu à l'abandon et à la solitude,
permettent, par des conversations judicieuses et
intelligentes, de les ramener à une moralité meilleure et à la connaissance de leurs devoirs sociaux.
Le Directeur visite chaque jour les détenus,
écoute leurs réclamations, les exhorte au travail.
Il est aidé par les membres de la Commission de
surveillance des prisons, par l'inspecteur dépar-
temental, par l'aumônier et par le médecin. Ces
visites produisent le meilleur effet. Elles satisfont
le détenu, et la sollicitude qu'on lui montre l'en-
courage et contribue puissamment à le rendre
meilleur. Une bibliothèque a été mise à la disposition des détenus. C'est là une ressource limitée,
un moyen de moralisation qui ne peut être employé que pour un petit nombre. Quoiqu'il en soit,
c'est un élément d'amélioration dont on aurait tort
de se priver. Le service religieux a été largement
organisé. Un aumônier est spécialement affecté à
la prison. Le dimanche, les détenus assistent à
l'office divin et reçoivent une instruction religieuse
mise à leur portée. Dans la semaine, ils sont sou-

vent visités par l'aumônier qui , par de sages con-
seils , cherche à ramener ces êtres égarés. Les
parents sont également admis à visiter les détenus
une fois par semaine , sur une autorisation spéciale de M. le Préfet. Une heure de promenade est
accordée par jour aux détenus. Cet exercice sa-
lutaire est indispensable au maintien de la santé ;
il rompt la monotonie de la cellule, entretient le
libre exercice des fonctions musculaires et contribue à soutenir l'appétit. Tout le reste de la journée est employé au travail. L'industrie la plus
usitée est la fabrication de l'étoupe. Quelques détenus confectionnent de la chaussure. D'autres ai-
guisent avec la lime des tiges métalliques destinées à faire des cardes. Ceux-ci séparent avec une
hâche des bois de teinture la partie qui ne renferme pas la matière colorante , etc. C'est un des plus
grands inconvénients du système cellulaire que
cette difficulté pratique que l'on éprouve à y bien
organiser le travail, et cependant le travail y est
encore plus indispensable que dans les prisons où
la vie est en commun. C'est , sans contredit,
l'auxiliaire le plus utile de la régénération morale,
un moyen pour le détenu d'améliorer son bien-être
pour le présent et pour l'avenir, et le contre-poids
le plus puissant pour lutter contre l'influence nuisible de l'isolement sur les facultés intellectuelles.

Aussi, on ne saurait trop encourager tous les ef-
forts tentés par l'Administration pour faciliter l'introduction d'industries nouvelles.

Je viens d'examiner quelles sont les conditions
hygiéniques que le détenu trouve à son entrée
dans la cellule. Je l'ai jusqu'à présent considéré
en état de santé. Je vais maintenant l'étudier dans
l'état opposé, quand il est atteint de diverses maladies, soit par l'effet de l'emprisonnement, soit
par le résultat de toute autre cause. Ce sera l'objet
du chapitre suivant.

CHAPITRE II.

—

Pathologie ordinaire et spéciale.

—◦○◦—

§ 1er. — PATHOLOGIE ORDINAIRE.

C'est, avons-nous dit en commençant, le 15 juillet que la prison cellulaire fut ouverte. Si l'on se reporte par la pensée à cette époque on verra que c'était au moment de la période d'augmentation de l'épidémie de choléra de 1854. Le fléau asiatique moissonnait en ville de nombreuses victimes. Le chiffre des décès s'élevait alors au nombre effrayant d'environ 200 sur une population réduite de plus de moitié par l'émigration et l'habitation des campagnes environnantes. Plusieurs détenus avaient succombé dans les diverses prisons de la ville, dans lesquelles existait un véritable encombrement, que la présence d'une épidémie meurtrière rendait encore plus dangereux. Consulté par l'Autorité supérieure à l'effet de savoir si le transfèrement d'un certain nombre de détenus dans la nouvelle prison, au milieu d'une épidé-

mie, pourrait avoir quelque inconvénient, je n'hé-
sitai pas à me prononcer pour l'innocuité de cette
mesure. Elle avait d'abord à mes yeux l'avantage
de faire cesser un encombrement plein de danger
dans les circonstances actuelles, d'enlever au foyer
épidémique une notable partie des détenus et de
les placer dans des conditions hygiéniques meilleures. En effet, si l'on pouvait craindre jusqu'à un
certain point la fâcheuse influence exercée sur la
santé par le passage de la vie en commun dans la
cellule, en éloignant les détenus du centre de la
ville, en les isolant les uns des autres, on se pla-
çait dans les conditions que l'expérience nous a
démontrées être les meilleures pour résister à l'action
du choléra. On verra, par la courte relation que
je ferai de l'épidémie cholérique de la prison cellulaire, que nos prévisions furent confirmées par
l'expérience. On verra qu'une population qui arrivait d'un foyer d'infection cholérique ne nous
donna cependant, pendant toute la durée de l'é-
pidémie, aucun cas de décès. Ce serait ici le lieu,
si je ne craignais de sortir de mon sujet, de faire
remarquer l'heureuse influence qu'exerce sur la
marche des épidémies cholériques la dissémination
de la population. C'est là, je crois, le seul moyen
sur lequel on puisse compter d'une manière certaine pour diminuer le nombre des victimes et ar-

river à éteindre le fléau. Déjà à plusieurs reprises, dans notre ville si fatalement privilégiée, on a pu constater ce fait remarquable que cette portion considérable de la population qui vit disséminée dans la campagne n'a fourni qu'une proportion insignifiante de cas de choléra.

A ma première visite, je constatai un état sanitaire général très satisfaisant. Mais je ne tardai pas à m'apercevoir que les moyens propres à assurer la rapide administration des soins aux malades étaient insuffisants. Et, en présence d'une épidémie qui décimait la population, je m'empressai d'adresser un rapport à M. le Préfet pour demander l'autorisation d'apporter sans retard quelques modifications à l'organisation de l'infirmerie. Il fut fait droit sur-le-champ à ma demande. Voici quelle est l'organisation actuelle du service de l'infirmerie : Six cellules sont destinées à recevoir les détenus malades. Des modifications importantes, faites au mode de couchage et à la literie, assurent au traitement les conditions les plus favorables. Un dépôt de pharmacie, composé des médicaments les plus usités, est mis à la disposition du médecin. Le gardien-chef accompagne chaque jour le médecin dans sa visite et assure l'exécution de ses ordonnances. Trois baignoires sont affectées au traitement des malades. Le détenu est examiné, à son entrée dans la prison et à sa sortie, par le médecin, qui consigne sur un registre spécial le résultat de ses observations sur la santé physique et morale pendant la durée de l'emprisonnement, et sur les modifications qu'y apporte la cellule. Dans les autres prisons de la ville, lorsqu'un détenu est malade, il est envoyé, sur un certificat du médecin, à l'Hôtel-Dieu pour y subir un traitement approprié. Il est facile de comprendre les inconvénients de ce système, soit ceux qui résultent de la translation, soit ceux qui proviennent du changement de milieu du détenu. Ce système était évidemment incompatible avec l'emprisonnement individuel. Il y a d'ailleurs souvent un danger réel à transporter de la sorte un malade grave. Il fut, en conséquence, décidé que, dans la prison cellulaire, les malades recevraient jusqu'au bout tous les soins qu'exigerait leur état, et que, dans aucun cas, ils ne devraient être transférés à l'Hôtel-Dieu. L'expérience n'a pas tardé à montrer que cette organisation de l'infirmerie était de beaucoup supérieure à l'ancien mode de traitement. Je crois qu'il serait bon de l'appliquer aux autres prisons de la ville. Les soins sont de cette manière plus rapidement administrés, et on maintient toujours le détenu sous la discipline de la prison.

Le 18 juillet, je constatai chez trois détenus

une diarrhée légère. Le repos au lit, des lavements laudanisés, la diète arrêtèrent bientôt ces accidens. Le lendemain je pouvais déjà commencer l'alimentation. Le 19 juillet, il se déclara une cholérine assez intense, caractérisée par des vomissements jaunâtres, des selles liquides et abondantes. La langue était blanche. Je prescrivis 1 gramme 50 d'ipéca. Au bout de quelques jours, le malade fut hors de danger. Jusqu'au mois d'août je n'ai plus eu à traiter que quelques diarrhées qui, toutes, cédaient promptement à l'aide de moyens légers. Dans le commencement du mois d'août, en même temps qu'une recrudescence sensible se déclarait en ville, j'observai encore quelques diarrhées sans gravité et une cholérine qui fut traitée avec succès par l'opium à haute dose.

Comme on le voit, le choléra n'atteignit que rarement la population de la prison, et les individus atteints le furent en général d'une manière assez légère. A quoi faut-il attribuer ce résultat favorable? Est-ce à la nature même de la prison, à la promptitude des soins administrés ou tout simplement au hasard? Je crois, pour ma part, que l'isolement des détenus n'est peut-être pas étranger à cet heureux résultat. Il faut ajouter également que quelques mesures hygiéniques avaient été prises pendant le choléra. Ainsi, on avait eu le soin d'ajouter à l'eau une certaine quantité d'alcool qui rendait la boisson plus tonique et moins débilitante, et facilitait les fonctions digestives. Quoiqu'il en soit, si l'on a reproché d'une manière générale au système cellulaire d'engendrer des maladies, il semble que, pour le choléra et pour les maladies épidémiques, je pense, il soit placé dans des conditions plus favorables que les maisons en commun, puisqu'alors que je n'ai eu aucun cas de choléra à traiter, plusieurs décès ont eu lieu dans les autres prisons de la ville. Toutefois, je n'ai pas la prétention d'émettre une opinion définitive et je comprends qu'il est prudent, avant de se prononcer d'une manière formelle, d'attendre le contrôle d'une plus longue expérience.

J'ai à examiner dans ce chapitre les diverses maladies offertes par les détenus à mon observation. Pour éviter des répétitions inutiles et fastidieuses, je les classerai par groupes et il me sera ainsi plus facile d'exprimer quelques idées d'ensemble sur la physionomie spéciale qu'a pu revêtir la pathologie de la prison cellulaire.

Les maladies du tube digestif sont celles que j'ai eu le plus d'occasion d'observer. J'ai déjà signalé, à propos du régime alimentaire, ces embarras gastriques, ces gastralgies que j'ai eu plusieurs fois à traiter. Je ferai remarquer, à propos du traitement, que ces troubles des fonctions digestives ont cédé le plus souvent à l'emploi des purgatifs. Mais, quand ils étaient rebelles aux divers moyens de traitement, un régime spécial seul en venait à bout. Voici aujourd'hui la marche que je suis en pareil cas : J'ordonne un purgatif et je mets le malade au régime de l'infirmerie. Au bout de quelques jours l'appétit est revenu, la langue a dépouillé son enduit blanchâtre, les douleurs d'estomac ont disparu et les fonctions digestives reprennent leur exercice régulier.

Quelquefois ces symptômes gastriques prennent plus d'intensité; il y a des vomissements, et j'ai été obligé d'avoir recours, dans ces cas, aux boissons gazeuses et à la morphine. Quelques détenus ont eu de la dyssenterie qui a cédé facilement à l'emploi de l'opium. Il m'arrive quelquefois de recevoir des individus affaiblis et gardant la diarrhée pendant un certain temps. A ces malades, un régime spécial, le vin, rend promptement la santé. Deux fois, j'ai eu occasion d'observer une hématémèse qui n'a pas présenté de gravité. Comme on le voit, la plupart de ces affections ont été légères et ont rapidement guéri. Et si on cherche à en étudier les causes, on se convaincra aisément que c'est surtout à l'insuffisance et à la mauvaise composition du régime alimentaire qu'il faut le plus souvent les attribuer.

Après les maladies du tube digestif, celles que j'ai rencontrées le plus fréquemment sont les affections de la poitrine. La phthisie est assez commune, mais elle a été toujours antérieure à l'emprisonnement et par conséquent ne saurait être attribuée à l'influence nuisible de la cellule. C'est surtout pour les malades de ce genre qu'un régime spécial est indispensable et que l'usage du vin est d'une absolue nécessité. On sait que, dans la phthisie tuberculeuse, l'estomac participe aux souffrances générales de l'organisme et qu'il rejette souvent les aliments qui sont ingérés. Il y a souvent de l'inappétence, et si l'on veut maintenir les forces épuisées soit par la toux et l'expectoration, soit par les sueurs nocturnes, il faut, pour assurer l'accomplissement des fonctions digestives et soutenir la nutrition, avoir nécessairement recours à une médication et à un régime éminemment analeptiques. Si je ne crois pas devoir attribuer à la cellule la production des tubercules pulmonaires, il me semble avoir remarqué qu'elle favorisait l'évolution de ce produit morbide. Deux détenus, que j'avais notés à leur entrée comme faibles et d'une santé délicate, avec quelques signes de phthisie, sont sortis après un séjour de quelques mois dans un état de tuberculisation des

plus avancés. L'un d'eux, le nommé T..., est allé
mourir quelques jours après sa sortie à l'Hôtel-
Dieu. L'autre, le nommé P..., est sorti dans un
état très grave et offrant peu de chances d'amélioration. Je ne sais ce qu'il est devenu. Depuis,
mon attention a été éveillée de ce côté, et dès
que je m'aperçois qu'un détenu présente quelques
signes de phthisie tuberculeuse, je l'examine avec
soin et je cherche tout de suite, par un régime
tonique et substantiel, par l'emploi de l'huile de
foie de morue, à arrêter les progrès de cette ter-
rible affection. En dehors des bronchites liées à la
présence de tubercules dans le tissu pulmonaire,
j'observe assez souvent la bronchite aigue légère et
surtout la bronchite chronique chez les détenus
d'un âge avancé.

J'ai eu à traiter un seul cas de pneumonie, mais
je dois faire remarquer que déjà, à son arrivée,
le détenu était malade. Il avait de la fièvre et se
plaignait d'une douleur au côté droit. Je l'auscul-
tai et je constatai une pneumonie du lobe moyen
et inférieur du côté droit. J'appliquai immédiatement un traitement énergique en rapport avec
l'intensité des symptômes. Les saignées, associées
au tartre stibié, ne purent parvenir à arrêter les
progrès de la maladie. Il se déclara du délire. Il
y eut rétention d'urine, et je fus obligé à plu-

sieurs reprises de vider la vessie à l'aide de la sonde. Enfin, après un mois de durée, la mort arriva.

C'est le seul décès que nous ayons eu dans la prison.

J'ai observé à plusieurs reprises des fièvres intermittentes irrégulières sans gravité. Les unes arrivaient chez des détenus qui avaient déjà eu les fièvres d'accès ; d'autres en étaient pris pour la première fois. Ce qui m'a frappé, c'est le caractère irrégulier de ces fièvres. Les stades sont en général mal dessinés, quelquefois il n'y a que des frissons. Les accès n'arrivent pas d'une manière régulière.

Il est rare à Marseille d'observer la fièvre intermittente et je ne m'expliquai pas l'origine de celles que je voyais chez les détenus. J'ai appris depuis qu'à quelques pas de la prison se trouvaient des eaux stagnantes, sales, chargées de savon. Ne serait-ce pas à ce voisinage miasmatique qu'il faudrait attribuer l'existence de ces fièvres d'accès ? Je crois devoir signaler à l'Administration l'existence de cette cause d'insalubrité, persuadé qu'elle pourrait devenir dangereuse pour la santé des détenus.

Quelques détenus ont eu des fièvres éphémères qui ont guéri sans difficulté.

Si, du domaine de la médecine, nous passons dans celui de la chirurgie, nous rencontrerons encore l'absence de gravité jointe au peu de fréquence des affections. J'ai eu à soigner quelques plaies en général peu étendues, quelques ulcères chroniques des jambes. Plusieurs fois j'ai vu des furoncles, la syphilis à ses diverses périodes, quelques abcès, des panaris, rarement des engorgements des glandes et ganglions. Une seule fois j'ai été appelé à pratiquer une opération chirurgicale pour un individu ayant un phimosis consécutif à des chancres du prépuce.

Si, aux diverses maladies que je viens d'énumérer, on ajoute quelques maux de gorge légers, des douleurs rhumatismales diverses et peu intenses, quelques cas de gâle et d'eczéma, un cas de ramollissement chronique du cerveau, on aura la liste à peu près complète des affections observées chez les détenus.

Que si l'on jette un coup-d'œil d'ensemble sur ce cadre pathologique on se convaincra : 1º du peu de gravité ; 2º du peu de fréquence des maladies dont les détenus ont été atteints. Le plus grand nombre de ces affections était antérieur à l'emprisonnement.

On ne trouvera pas non plus à ces maladies une physionomie spéciale, ainsi qu'on l'a constaté dans d'autres prisons. Ainsi, on a signalé à Mazas la fréquence des affections scrofuleuses. Nous avons fait la remarque opposée. Cela tient sans doute et au peu de durée des détentions, qui ne permet pas à la cellule d'imprimer un cachet spécial aux maladies, et à ce que la scrofule est d'ailleurs assez rare dans le midi de la France.

En somme, la santé des détenus est en général bonne, et la seule chose qu'on puisse constater à la sortie est quelquefois un certain amaigrissement. Si l'on compare l'état sanitaire de notre prison à celui des maisons en commun, on verra qu'il lui est évidemment supérieur. Il serait même difficile de trouver, sous ce rapport, une différence sensible entre la population de la prison et la population libre.

La proportion de la mortalité a également été très minime.

Ces résultats sont en tout point conformes à ceux obtenus, il y a quelques années, par le savant M. Lélut, dont les travaux ont fait autorité dans la matière. Plus récemment, ils viennent d'être confirmés par l'expérience du docteur de Pietra-Santa, médecin de Mazas, qui vient de publier un excellent Mémoire sur l'influence de l'emprisonnement cellulaire sur la santé des détenus, Mémoire qui a soulevé à l'Académie impériale de médecine une discussion fort intéressante (1). Aussi, je n'ai pas cru devoir établir une statistique rigoureuse des maladies ordinaires. J'ai cru qu'il suffisait de donner une idée générale de la pathologie de la prison cellulaire, puisque les résultats de mon observation personnelle étaient conformes à ceux déjà obtenus par les hommes les plus compétents en pareille matière. Si, comme on le voit, je n'hésite pas à proclamer l'innocuité du système cellulaire sur la santé physique des détenus, d'accord avec MM. Lélut et de Pietra-Santa, je serai moins explicite et ferai mes réserves pour l'avenir relativement à son action sur les facultés intellectuelles. Aussi, pour les maladies mentales, je ne me contenterai pas d'une évaluation approximative, et je compterai les faits avec l'exactitude la plus mathématique. J'exposerai dans le paragraphe suivant les faits d'aliénation mentale que j'ai constatés, et je chercherai à établir, par une appréciation sévère et impartiale, à quelle cause on doit les rapporter.

(1) Voir l'*Union médicale*, 1855,

§ 2. — PATHOLOGIE SPÉCIALE.

Ce paragraphe est consacré exclusivement à
l'étude des affections mentales que j'ai rencontrées
chez les détenus. Nous touchons ici au point le
plus délicat de l'étude du système cellulaire. Chacun sait qu'on a tour à tour, à l'aide de chiffres
en apparence probants, absous et condamné l'emprisonnement individuel. Nous suivrons ici la même marche que dans le paragraphe précédent, et,
sans prendre parti pour l'une des deux opinions,
nous demanderons encore à l'observation les matériaux à l'aide desquels nous établirons notre jugement.

Je dois le dire tout d'abord, la cause de ces
dissidences réside tout simplement dans une étude
incomplète des cas d'aliénation observés dans les
prisons. Il ne suffit pas, en effet, pour un médecin familiarisé avec l'étude des affections mentales,
de constater une certaine forme de folie, il faut
encore, et c'est là ce qu'il y a de plus important,
remonter au début de la maladie, en rechercher
les premières manifestations symptômatiques,
quelques légères qu'elles puissent être, et ce n'est
qu'alors seulement qu'on sera à même de porter

un jugement certain et de connaître à quelle cause doivent être attribués les divers cas d'aliénation présentés par les détenus. On verra, en procédant de la sorte, que la plupart des cas de folie étaient antérieurs à l'entrée dans la prison et que c'est à tort qu'on a reproché à l'influence nuisible exercée sur le moral par la cellule la production d'une maladie dont le début était plus ancien et qui reconnaissait une toute autre cause. On constatera également ce fait regrettable, à savoir que chaque jour la justice condamne des aliénés et qu'elle envoie dans les prisons de pauvres malades qui auraient besoin d'être soignés dans les asiles. Nous allons d'abord reproduire les divers faits d'aliénation mentale que nous avons recueillis durant le cours de cette première année dans la prison cellulaire, puis nous chercherons à en donner l'appréciation la plus exacte, nous en étudierons et l'origine et les causes, et nous pourrons alors, sans crainte de nous tromper, faire la juste part et des folies occasionnées par l'emprisonnement et de celles dont on ne saurait en aucune manière le rendre responsable.

1er Fait. — Ferro (Jean), démence paralytique, délire ambitieux, agitation maniaque.

Ferro, âgé de 44 ans, a été condamné à 6 jours d'emprisonnement pour cris séditieux. A son entrée, je m'aperçois tout de suite qu'il y a du désordre dans ses facultés intellectuelles. Depuis, il ne cesse de donner des signes non douteux d'aliénation mentale. Il est atteint de délire maniaque avec agitation. Il chante toute la nuit, se lève à tout instant. On remarque, au milieu de son délire, quelques idées de grandeurs, de richesses, et un certain affaiblissement des facultés et de la mémoire qui me font croire à l'existence d'une démence avec paralysie générale commençante. Il y a aussi de la faiblesse et de l'incertitude dans les mouvements. L'articulation des mots est quelquefois difficile, il y a un certain degré de bredouillement. Ferro ne peut pas toujours retrouver sa cellule; il porte des décorations à la boutonnière. Le 30 novembre 1854, j'adressai à M. le Préfet un certificat détaillé dans lequel je déclarai Ferro atteint de démence paralytique au premier degré avec agitation maniaque, et je demandai son placement à l'Asile des Aliénés.

Il est évident que la maladie de Ferro est antérieure et à son entrée dans la prison et même à sa condamnation. Les cris séditieux pour lesquels il a comparu en justice n'étaient, à mon avis, qu'un symptôme de son affection mentale. Au reste, l'état actuel de la maladie suppose un début remontant à plusieurs mois.

Ferro fut envoyé à l'Asile des Aliénés, où je continuai à le voir. L'agitation maniaque augmenta. Les signes de démence paralytique se caractérisèrent chaque jour davantage. Délire ambitieux des plus manifestes, faiblesse et incertitude dans les mouvements, bredouillement, convulsions des muscles de la face.

Il a été dirigé sur le Piémont, son pays natal, après un court séjour dans l'Asile des Aliénés.

2ᵉ Fait. — Dombey. — Hypocondrie, délire maniaque aigu, hallucinations.

Dombey est âgé de 38 ans. Il a été condamné à trois mois d'emprisonnement pour vol. Il entre dans la prison le 6 novembre 1854. Pendant toute la durée de son séjour dans la prison, Dombey a donné des signes d'aliénation mentale. Il était d'abord hypocondriaque. Il se plaignait de toute espèce de maux et de souffrances ; il se faisait porter malade sans motifs ; il réclamait sans cesse, était peu docile et se soumettait avec peine à la discipline de la prison. Vers la fin novembre, son état empira. Il se déclara de l'agitation ; les nuits étaient sans sommeil ; il chantait et parlait continuellement ; frappait la porte de sa cellule à coups redoublés ; il brisait, bouleversait le mobilier ; il se porta à des voies de fait envers les gardiens. J'avais cru un instant à la simulation sur l'avis du directeur et des gardiens. Je le fis observer avec soin par les gens de service, sans qu'il pût s'en apercevoir. Je l'ai moi-même examiné à plusieurs reprises sans qu'il s'en doutât. Je l'interrogeai souvent et je ne tardai pas à acquérir la conviction qu'il était bien réellement atteint de délire maniaque. Il avait des hallucinations de l'ouïe parfaitement caractérisées. Enfin, le 18 décembre 1854, je me décidai à adresser à M. le Préfet un rapport constatant l'aliénation mentale de Dombey et demandant son placement dans l'Asile St-Pierre.

On verra, par l'extrait qui suit de ce rapport, comment j'appréciais ce cas de folie.

L'état hypocondriaque que j'ai signalé précédemment n'a été, à mon avis, que la période prodromique d'un accès de manie aigüe parfaitement caractérisé. L'affection mentale de Dombey n'est pas le résultat de l'emprisonnement, car elle est antérieure, dans ses premières manifestations, à son entrée à la maison de correction. Il ne serait peut-être pas impossible, à la rigueur, que le délit pour lequel il a été condamné ait été commis au milieu des premiers désordres de son intelligence Quoiqu'il en soit de l'époque précise du début de sa maladie, Dombey est atteint de délire maniaque. L'agitation est moindre depuis quelques jours. Les hallucinations sont moins intenses Il y a maintenant un peu de sommeil. On observe des moments de rémission après lesquels le délire recommence.

Envoyé à l'Asile des Aliénés, Dombey y est encore en ce moment (juin 1854). Il a présenté des intervalles d'agitation et de calme. Depuis quelques jours il y a une amélioration sensible. Le traitement continue.

3ᵉ FAIT.— Velu (Michel).— Imbécillité à un faible degré; délire partiel; hallucinations de l'ouïe; agitation.

Velu (Michel), âgé de 48 ans, a été condamné à six mois de prison pour rupture de ban. Il a subi quinze jugements pour vagabondage et mendicité. Il entre en prison le 29 septembre 1854. Velu est sans profession; toute sa vie il a erré et mendié. Il a passé de nombreuses années dans les prisons. Sa santé physique est très affaiblie; il n'y voit presque pas; il est amaigri, pâle, étiolé et atteint de catarrhe chronique des bronches. Il ne sait ni lire ni écrire; son intelligence est obtuse. On peut le considérer comme atteint d'un léger degré d'imbécillité. Sa tête est petite, le front étroit et déprimé. Il n'a jamais rien pu apprendre.

Vers le milieu de janvier, il présenta quelques désordres de la raison; il avait des hallucinations de l'ouïe et surtout pendant la nuit : on l'insulte, on le traite de voleur. Il a cessé de vouloir manger la soupe, de peur qu'on l'ait empoisonnée. Quelque temps après (février), il se déclara de l'agitation; il y avait insomnie; il se barricade dans sa cellule pour se mettre à l'abri des dangers dont il se croit menacé, pour se soustraire à l'action nuisible de *certaines vapeurs*. Les hallucinations de l'ouïe continuent: il entend parler des personnes qui complotent contre sa vie; elles l'insultent: *il y voit, il n'y voit pas,* lui dit-on à chaque instant. Il ne mange pas.

Le 22 février 1855, j'adressai à M. le Préfet un rapport constatant que Velu était atteint de délire partiel avec hallucinations et je demandai son placement à l'Asile des Aliénés. A son arrivée à St-Pierre, je constatai les mêmes symptômes. Mais, ce qu'il y a de plus remarquable, c'est la rapide guérison de Velu. Au bout de quelques jours, la raison était revenue, les hallucinations avaient cessé, il était complétement calme et lucide. Un régime analeptique a rétabli un peu sa santé délabrée par le séjour dans les prisons.

Il a été dirigé sur le département de l'Ain, son pays natal.

Dans ce cas, il faut le reconnaître, l'aliénation a éclaté dans la prison, sans avoir débuté antérieurement à l'arrivée du détenu dans la cellule. Mais, si nous cherchons à apprécier ce fait et à nous rendre compte de la cause de ce cas de folie, je crois qu'il sera juste d'admettre que l'influence de la cellule a été, de toutes les causes, la moins puissante peut-être pour déterminer l'explosion de cette monomanie sensoriale. En effet, la santé physique de Velu était dans le plus mauvais état, il était maigre, affaibli. Sur un corps délabré et usé, la nourriture insuffisante de la prison a dû agir d'une manière nuisible. D'ailleurs, cette vie antérieure de vagabondage, l'absence d'éducation et puis le caractère naturellement débile de son intelligence, sont autant de causes qui ont puissamment concouru à la production de la folie. La misère, la mauvaise alimentation sont des causes fréquentes d'aliénation. Velu se trouvait depuis de longues années sous l'influence de cette double cause. Je ne dis pas que l'influence de la cellule ait été nulle, mais je ne serai pas, pour ma part, éloigné d'admettre que dans toute autre prison Velu ne fut également devenu aliéné. Je suis tenté de croire, d'après l'appréciation de ces diverses circonstances, qu'il y a plutôt une simple coïncidence, qu'un rapport de cause à effet entre la cellule et la folie de Velu.

Quoiqu'il en soit de cette explication et à quelque opinion que l'on s'arrête sur la véritable étiologie de cette affection mentale, il n'en est pas moins vrai que c'est là un fait important qui mérite une attention sérieuse et dont je tiendrai compte dans mon appréciation générale du système cellulaire.

4ᵉ Fait. — Weber (Jacques). — Délire maniaque, agitation.

Weber, âgé de 26 ans, marin, a été condamné le 8 janvier 1855, à Varna, à un an d'emprisonnement pour menaces envers son capitaine. Il est d'une constitution robuste. Sa santé physique ne laisse rien à désirer. Depuis son entrée dans la prison, il a donné des signes d'aliénation mentale. Antérieurement à son arrivée dans la cellule, il avait, à bord de la frégate l'*Africaine*, après sa condamnation, de courts accès de manie pendant qu'il était aux fers.

Je tiens ces renseignements d'un marin qui subissait la même peine. Il lui arrivait souvent, m'a-t-il dit, de se réveiller en sursaut, de crier, de gesticuler. Enfin, on le considérait comme fou. Pendant les premiers jours de son emprisonnement, il donna quelques signes d'exaltation et de désordre intellectuel. On le voyait parler seul à haute voix et gesticuler. Mais, depuis 15 jours, il s'est déclaré un véritable accès de manie aigüe. Il y a de l'agitation, de l'insomnie, un délire général. La mémoire est confuse. Il a heurté de la tête le mur de la cellule et s'est fait une plaie. Il a brisé la chaise. Il parle sans cesse. Il n'a pas conscience de ce qu'il fait. Nous l'avons déjà soumis à un traitement par les bains tièdes prolongés et les boissons tempérantes. Enfin, on ne pouvait le garder plus longtemps dans la prison à cause du bruit et du désordre qu'il y causait. Je me décidai alors à faire un certificat constatant son état mental et à demander son transfèrement à l'Asile des Aliénés. Il y entra le 8 avril 1855.

Ce cas d'aliénation n'est pas le résultat de l'emprisonnement, puisqu'avant son entrée, Weber avait déjà donné des signes certains de folie. Son état s'est aggravé dans la prison par la marche naturelle de la maladie.

En ce moment, il est encore à St-Pierre. L'agitation céda rapidement sous l'influence des bains, mais la lucidité a été plus longue à venir. Le 24 mai 1855, il est complètement rétabli. Je l'interroge et voici ce qu'il me raconte sur l'origine et la marche de sa maladie. Quelque temps avant sa condamnation, il tomba du mât sur le pont. Il resta un instant sans connaissance et perdit du sang. Il ne se rappelle pas l'époque précise de la chûte, mais elle est antérieure à la querelle qu'il a eue avec son capitaine et qui a motivé la con-

damnation. Depuis cet accident, la tête n'a cessé
de lui faire mal. Il ne dormait pas. Il avait des
hallucinations de la vue. Il lui semblait voir des
individus qui venaient l'étouffer. Alors il se jetait
sur eux pour les saisir et ne trouvait personne. Ces
symptômes ont continué après sa condamnation.
Aujourd'hui, il a parfaitement conscience de sa
position. Il comprend qu'il a été malade ; il se
trouve bien, dit-il, depuis 15 jours seulement.
Ainsi, non seulement Weber n'est pas devenu
aliéné dans la prison, mais il est probable que
c'est dans un accès de manie qu'il s'est pris de querelle avec son capitaine, car il est naturellement
doux et paisible. C'est donc à tort qu'il a été condamné.

5e FAIT. — Inconnu. — Surdi-mutité, imbé-cillité.

Ce sourd-muet, âgé d'environ 40 ans, a été
condamné, pour vol et vagabondage, à un an de
prison et à 5 ans de surveillance. On ne connaît
pas son nom. Il entre dans la prison le 16 juillet
1854. Voici dans quel état je le trouve : sa santé
physique est mauvaise ; sa constitution est débi-
litée ; il est maigre, pâle, C'est un corps usé et une
santé appauvrie par les privations et la misère. Il
parcourt en mendiant les rues de Marseille depuis
de longues années. Son intelligence est tout-à-fait

rudimentaire. Il n'a reçu aucune éducation. Le directeur de l'établissement des Sourds-Muets, appelé à l'audience, n'a pu parvenir à se faire comprendre de lui d'aucune manière. L'inconnu n'a jamais rien appris et n'a pas de profession. Il ne sait absolument rien faire. Il faut lui nettoyer même sa cellule. Il ne peut évidemment avoir aucune idée de ses devoirs sociaux. Le sens moral est complètement absent de chez lui. Il ne veut manger que du pain. Ses fonctions digestives ne se font pas bien. Il se plaint souvent de douleurs de ventre. Sa figure est stupide et exprime l'abrutissement. Il est borgne. Sa tête est caractéristique de l'idiotie. Le front est étroit, déprimé. Il y a un déplacement latéral des pariétaux de droite à gauche, et aplatissement de l'occipital. Il grogne. Sa démarche a quelque chose de particulier. Il est sale.

Il est évident que ce sourd-muet n'aurait pas dû être condamné. Un être aussi imparfait ressemble beaucoup plus à la brute qu'à l'homme. Il n'a aucune notion du bien et du mal, aucune idée de la moralité des actions et ignore complètement ses devoirs sociaux. Partant on ne saurait en aucune manière le rendre responsable de ses actes.

6e FAIT. — Trucano. — Démence paralytique, délire ambitieux.

Trucano, âgé de 39 ans, a été condamné à trois

jours pour outrage envers un agent de la force publique. Il entre en prison le 25 janvier 1855. Je constate immédiatement une démence avec paralysie générale au premier degré. Il y avait des signes d'affaiblissement intellectuel et du délire ambitieux. Les mouvements étaient incertains, la langue embarrassée. On observe le tremblement des lèvres. Comme il n'avait que trois jours à faire, je ne jugeai pas à propos de demander son placement à l'Asile des Aliénés, mais il ne tarda pas à y venir par ordre de l'autorité. Les mêmes symptômes furent constatés à l'hospice St-Pierre. Il y eut une agitation maniaque des plus vives. Les caractères de la paralysie se dessinèrent de plus en plus. Il y avait le délire des grandeurs et ce contentement général propre à ce genre de démence.

Après quelque temps de séjour, il a été dirigé sur le Piémont, son pays natal.

Encore un exemple de condamnation d'aliéné.

7ᵉ FAIT. — Robin. — Hypocondrie.

Robin est âgé de 33 ans. Il a été condamné à trois mois de prison pour coups et blessures envers sa femme. Il entre le 31 décembre 1854. Depuis lors, il n'a cessé de se plaindre de toute espèce de maux. Cependant sa santé physique est bonne,

les diverses fonctions s'exécutent bien. Il mange
avec appétit, dort bien, etc. Il s'est saigné lui-
même à plusieurs reprises, en se déchirant la
veine avec un morceau de verre, prétendant qu'une
saignée lui faisait le plus grand bien. C'est tantôt
l'estomac, tantôt le ventre, aujourd'hui la tête,
demain le bras ou la jambe qui souffrent. Il cherche à me convaincre qu'il est malade. C'est, en
un mot, un véritable hypocondriaque.

Le délire, dans ce cas, existait avant l'emprisonnement, et je ne suis pas éloigné de croire qu'il
remontât à l'époque du délit.

8e FAIT. — Galas. — Aura-epileptica, délire furieux, hallucinations.

Galas a été condamné à un an de prison pour
soustraction frauduleuse. Il est chauffeur, âgé de
25 ans. Il entre le 29 mars 1855. Je constate une
santé parfaite. Il est d'une constitution robuste ;
son intelligence est parfaitement saine. Il dort
bien, mange avec appétit. Son moral n'est nullement impressionné par la cellule. Il est porté pour
la grâce et a l'espoir de l'obtenir. Le 11 mai, à 4
heures du soir, il est brusquement pris d'un accès
de manie furieuse qui dure trois heures. Il se pré-
cipite sur les personnes qui l'approchent en mena-
çant de les frapper. On est obligé, pour le conte-
nir, de lui mettre la camisole. Il divague, Il a des

hallucinations de l'ouïe. Il croit qu'on veut le guil-
lotiner. Le lendemain, 12 mai, je le trouve dans
un état d'hébétude. Il n'a pas le souvenir de ce qui
s'est passé, il se plaint que la tête lui fait mal,
qu'il a des éblouissements. L'appétit est conservé.
Il ne dort pas. J'ordonne une bouteille d'eau de sedlitz, de la limonade pour boisson et un bain de
de deux heures chaque jour. Le 13 mai, il ne
reste plus le moindre nuage dans l'intelligence.
Galas est complètement revenu à lui. Mais la cé-
phalalgie et les éblouissements continuent. Même
traitement. Le 16 mai, je lui fais une saignée de
400 grammes. Le 17, il a une épistaxis abon-
dante.

J'étais fort disposé, je l'avoue, à mettre sur le
compte de la cellule ce cas de manie instantanée,
bien qu'il me parût singulier qu'un homme qui ac-
ceptait avec tant de calme sa condamnation, pût
être aussi rapidement influencé par l'isolement. Je
ne m'expliquai pas d'ailleurs davantage l'explosion
soudaine de cette folie que rien n'annonçait, et
encore moins sa brusque disparition. Ce double
caractère du début instantané et de la courte durée, la nature triste des hallucinations me firent
croire que j'avais peut-être affaire à un délire épi-
leptique. Mais Galas m'assura qu'il n'avait jamais
eu de convulsions. Cependant il se plaignait quel-

quefois d'une douleur qui, partant du côté gauche
de la poitrine, montait au cerveau. Alors, il y a
des éblouissements. Il est obligé de s'asseoir, les
jambes faiblissent et il tomberait. Ce phénomène
se reproduit tous les jours ou tous les deux jours.
J'étais dès-lors mis sur la voie de la véritable origine de cette folie. J'avais acquis la certitude que
le délire de Galas se rattachait à l'épilepsie. En
effet, il y a des vertiges, des accès incomplets.
Cette douleur qu'il accuse n'est autre chose qu'une
aura.

Ainsi, tout s'explique à merveille. Ce qui vient
encore confirmer le diagnostic, c'est la perte de la
mémoire. Galas ne se rappelle pas ce qui s'est
passé.

Voilà certainement un cas assez embarrassant et
que beaucoup de médecins auraient sans doute mal
interprété. Je l'ai rapporté avec détails pour donner
une idée de mes tâtonnements avant d'avoir pu
arriver à la vérité, et des difficultés que l'on rencontre dans l'étude de la folie pénitentiaire. Il m'a
fallu une observation minutieuse pour éviter l'erreur, malgré toute l'habitude que je puis avoir ac-
quise de ce genre de malades, et j'ai la ferme conviction que si la plupart des cas de folie qu'on a
attribués à l'influence de l'emprisonnement avaient
été observés et appréciés avec le même soin, le

nombre des aliénations nées dans les prisons serait peu considérable. Tous les spécialistes qui se sont occupés de l'étude de la folie pénitentiaire sont du même avis. Ils pensent tous avec raison que, dans la majorité des cas, la folie est non seulement antérieure à la détention, mais quelquefois encore à la condamnation.

Si à ces huit cas d'aliénation on ajoute quatorze cas dans lesquels j'ai noté l'imbécillité à divers degrés, accompagnée de déformation du crâne, plus un délire maniaque chronique, une démence avec hémiplégie consécutive à un coup de sang, et un ancien aliéné qui a donné quelques légers signes de folie, on aura un total de 25 individus ayant présenté des signes divers de désordre intellectuel, sur une population de détenus qui n'a guère dépassé le chiffre de 1,100. Cette proportion de 25 aliénés serait assurément effrayante si on la comparait à celle de 1 sur 1830 obtenue par M. Ferrus (1), ou même à celle beaucoup plus élevée de 2 sur 1,000 établie par M. Lélut dans de récentes publications. Mais si l'on songe qu'un seul cas de folie s'est déclaré dans la prison, on sera surpris au

---

(1) M. Ferrus. Des prisonniers, de l'emprisonnement et des prisons. 1850.

contraire d'un résultat aussi avantageux, car on
arrive à cette proportion peu élevée de 1 aliéné
sur plus de 1,100 détenus. Il s'en suivrait en effet, si l'on adopte les chiffres de M. Lélut, que le
nombre des aliénés dans la prison cellulaire a été
inférieur de moitié à celui de la population libre.
Ce résultat, comme on le voit, serait très encou-
rageant, car l'emprisonnement individuel serait
non seulement préférable, sous le rapport de la
santé morale, à l'emprisonnement collectif, mais
il offrirait des chances à peu près semblables à
celles de la vie libre. Je n'ose trop me flatter que
l'avenir confirme des espérances aussi belles. Toujours est-il que dès à présent nous devons croire
qu'on a tout au moins singulièrement exagéré l'influence nuisible de la cellule sur le moral des détenus.

Comme pour les maladies ordinaires, je suis
donc, relativement à la folie, amené par l'observation des faits à partager l'opinion de M. Lélut,
et je me trouve en oppposition complète avec celle
du médecin de Mazas. Quant aux suicides, la différence qui me sépare de M. de Pietra-Santa serait
encore plus grande, car tandis qu'il en a noté un
nombre considérable, je n'ai eu, pour ma part, à
en constater aucun cas.

Nous venons d'examiner quelles conditions hy-

giéniques le détenu trouvait dans la prison cellulaire. Nous avons étudié les diverses maladies aux-
quelles il y est exposé; nous l'avons vu à son
entrée et à sa sortie ; nous sommes donc maintenant en mesure de formuler notre opinion sur les
avantages et les inconvénients du nouveau système.

C'est ce que nous allons faire dans le troisième et
dernier chapitre.

CHAPITRE III.

—

Appréciation de l'emprisonnement cellulaire.

———

Tout système pénitentiaire, pour être complet,
avons-nous dit en commençant, doit répondre au
double but et de punir et de moraliser. Sous ces
deux rapports, l'emprisonnement individuel est
préférable à l'emprisonnement collectif. En effet,
la punition est réelle dans les prisons cellulaires.
Dans les anciennes prisons, au contraire, le détenu
trouvait, dans la fréquentation de ses compagnons
de captivité, dans les relations qui s'établissent
entre prisonniers, une ample distraction qui lui
faisait facilement oublier la privation de la liberté.
Il n'en est plus de même dans la cellule. L'isolement dans lequel il vit lui rappelle à chaque instant et lui fait apprécier le bien qu'il a perdu.
Quant à la moralisation des détenus, il faut d'abord
se demander si elle est possible. Pour ma part,
je regarde une moralisation complète comme une

utopie, un rêve éclos dans le cerveau d'un phi-
lanthrope. Lorsqu'on a étudié de près ces natures
vicieuses, ces organisations imparfaites qui cons-
tituent le fonds commun de la population des prisons, on comprend qu'il y a peu à attendre d'un
moyen moralisateur quel qu'il soit. En dehors des
mauvaises habitudes contractées dans une vie dé-
sordonnée, dans une éducation mal dirigée et qui
quelquefois même a fait complètement défaut, on
se convaincra encore qu'il y a chez beaucoup de
détenus des imperfections organiques, des vices
inhérents à la mauvaise conformation de la tête et
du cerveau. Que peuvent les moyens moralisateurs
contre ces défectuosités matérielles? Il y a dans la
population des prisons, comme l'a signalé M. Ferrus dans un ouvrage déjà cité, un grand nombre
de ces intelligences obtuses au-dessous de la
moyenne, présentant à des degrés divers des signes d'imbécillité. Comment, à des organisations
pareilles, faire apprécier le bien? Comment leur
inculquer des principes solides de morale et de
vertu, et réprimer d'une manière efficace et du-
rable des mauvais penchants liés à l'imperfection
des organes? Aussi, je suis tout-à-fait de l'avis d'un
physiologiste célèbre qui pense qu'*il y a des organisations si défectueuses et des concours de circonstances si malheureux qu'il est absolument impossible*

d'empêcher tous les forfaits, même les plus atroces.
On ne peut espérer, quelque moyen que l'on emploie, que de diminuer le nombre des malfaiteurs.
N'attendez pas de la masse des détenus un repentir sincère, des remords *naturels*. Il faut chercher à produire en eux une sorte de conscience *artificielle*, en faisant surtout appel non pas aux sentiments de morale pure, mais en leur faisant comprendre qu'ils se nuisent à eux-mêmes, à leurs intérêts, qu'ils ont tout avantage à changer et à bien se conduire. Il faut en quelque sorte suppléer à ce qui leur manque du côté de l'organisation intérieure. Quelques spiritualistes exagérés, pleins de mépris pour l'étude des organes sans l'intégrité desquels ils ne sauraient pourtant penser, pourront me reprocher d'absoudre en quelque sorte les coupables en mettant leurs fautes sur le compte d'une organisation défectueuse. Je n'ai pas la folle intention de nier l'existence du libre arbitre, cette faculté la plus belle de l'homme. Mais l'étude attentive de l'organe cérébral nous démontre que le libre arbitre n'a pas chez tous la même puissance et qu'il est plus ou moins modifié et restreint selon l'organisation des individus. Je ne cherche pas à faire l'apologie du crime, mais je veux établir cette vérité incontestable qu'il est quelquefois le résultat presque fatal d'un concours de circonstances

malheureuses et qu'il faut se départir d'une sévé-
rité trop rigoureuse et irrationnelle dans l'appréciation des actes de certains individus.

Ces quelques réflexions sur les vices d'organisation étaient nécessaires pour faire comprendre les
difficultés que l'on rencontre à moraliser les détenus. Toutefois, s'il ne faut pas concevoir l'espé-
rance trompeuse de ramener à la vertu toutes ces
natures vicieuses, on peut cependant se promet-
tre un certain degré d'amélioration. Et, sous ce
rapport, l'emprisonnement cellulaire est évidemment le seul qui permette de faire quelque bien.
Et d'abord, s'il ne moralise pas, il empêche du
moins la démoralisation. Le contact des détenus
pervers, habitués au séjour des prisons, corrom-
pus par la débauche et les mauvaises passions ,
exerce une contagion funeste et sans remède sur
ceux qui, encore novices dans la voie du crime ,
peuvent encore être ramenés à des sentiments
meilleurs.

C'est une condition indispensable pour tenter la
moralisation que d'enlever le détenu à cette société
dépravée où le vice est mis en honneur , où la
paresse et les sentiments les plus abjects sont re-
gardés comme préférables à l'honnêteté et à la
vertu. Eh bien! dans la cellule ce danger n'existe
plus. Le détenu ainsi isolé et placé dans un milieu

sûr, quels sont les moyens dont nous puissions disposer pour le moraliser? Les visites, bien qu'exerçant une heureuse influence, sont nécessairement en application un moyen assez borné. Vient la lecture qui n'est à la portée que d'un petit nombre, les instructions religieuses que je crois trop au-dessus de la masse des détenus (1). Ce qui réussit le mieux chez ces natures vicieuses c'est moins la morale pure de l'Evangile que la morale de l'intérêt. Il ne faut pas leur dire de faire le bien pour le bien, ils sont incapables, à un sentiment aussi élevé, de sacrifier leurs mauvaises passions. Parlez-leur de bien-être matériel, de leurs intérêts, et vous serez plutôt écoutés. Ces divers moyens sont donc, à mon avis, insuffisants. Reste le travail. C'est lui que je regarde comme l'élément indispensable et le plus utile de la moralisation. Il rompt les habitudes de paresse et occupe avantageusement l'attention du détenu. Mais quelque soin que l'on apporte à l'organisation du travail, on n'arrivera jamais à un résultat tout-à-fait satisfaisant. C'est même un des inconvéniens réels du système cellulaire, comme je l'ai déjà dit, que cette difficulté que l'on rencontre à y

1) Voyez M. Ferrus, ouvrage cité.

introduire un grand nombre d'industries. Je voudrais d'ailleurs que le travail fut non seulement obligatoire, mais encore qu'on en déterminât la quantité, en la proportionnant, sur l'avis du médecin, à la santé et aux forces du détenu. Quelques détenus, en effet, ne travaillent tout juste que pour éviter une punition. Dans ce cas, le travail n'est plus qu'un moyen de moralisation illusoire et sans effet. Ce qu'il faudrait à ces êtres dépravés, a dit avec raison M. Ferrus, c'est le travail agricole en plein air. C'est lui seul qui pourrait modifier salutairement l'organisation. Malheureusement il est incompatible avec le système cellulaire.

Ainsi, pour me résumer, l'emprisonnement individuel punit et moralise, quoique d'une manière très incomplète. Sous ce double rapport, il est donc supérieur à l'ancien système, qui ne répondait à aucun de ces deux buts. Nous allons voir qu'il lui est encore préférable au point de vue de la santé des détenus.

S'il était évident que la cellule prédisposât d'une manière si fréquente à la folie, ainsi que quelques auteurs ont voulu l'établir, devrait-on renoncer aux bénéfices qu'elle procure à la société? Quelque délicate que puisse paraître cette question, j'avoue que je n'hésiterai pas, pour ma part, et que j'aimerai mieux diminuer le nombre des malfaiteurs au risque d'augmenter celui des aliénés.

Mais, nous avons déjà vu que ce reproche n'était pas fondé, que ce danger n'existait pas. Le savant M. Lélut et, tout récemment, M. Tardieu, sont arrivés à des conclusions en tout favorables au système cellulaire. Ils ont établi, sur des chiffres irrécusables, que la mortalité et le nombre des maladies étaient moindres à Mazas qu'aux Madelonnettes et à la Vieille-Force. Quant à la folie, M. Lélut établit :

1o Que, dans la société libre et honnête, il y a 2 aliénés sur 1,000 individus ;

2o Que, dans toute vie prisonnière, pour des raisons tirées de la nature même de cette vie et qu'il est facile de deviner, le chiffre des aliénés est plus considérable.

Il s'élève de 3 à 4, 5, 6 et même 15 pour les prisons de l'ancien système (Loos, Ensisheim, Haguenau); il n'est que de 2, 3, 5 au plus, pour celles du nouveau.

Ces chiffres prouvent donc de la manière la plus positive que l'emprisonnement individuel est beaucoup moins meurtrier pour le corps et pour l'âme que l'emprisonnement collectif. Cela doit être, ajoute le savant académicien, car toutes les conditions de l'incarcération individuelle sont égales

ou supérieures à celles du vieil emprisonnement ;
égales : l'alimentation, le vêtement, le travail,
l'exercice en plein air ; supérieures : l'habitation
d'une cellule spacieuse et bien aérée, la liberté de
prendre du mouvement dans l'intervalle des travaux, l'absence des excitations au vice, à la débauche.

Le docteur de Pietra-Santa, médecin de Mazas,
combat en partie les propositions de M. Lélut. Il
reconnaît avec lui que le nombre des maladies et
des décès est moindre à Mazas que dans les prisons
en commun. Mais, d'après lui, la différence n'est
pas aussi sensible que le pense M. Lélut. Quant à
la question de l'aliénation mentale et du suicide,
il est en complète opposition avec lui. Voici ses
conclusions :

1o Il y a eu à Mazas une diminution dans le
nombre des maladies et des décès, comparative-
ment à la Vieille-Force et aux Madelonnettes ;

2o Toutefois, cette diminution n'est pas aussi
considérable que l'avait pensé M. le docteur
Lélut ;

3o Les aliénations mentales sont beaucoup plus
fréquentes à Mazas que dans les maisons en
commun ;

4o L'augmentation des suicides continue à être
très considérable. Pendant 4 ans, depuis l'ouver-

ture de Mazas, leur nombre a été 12 fois plus grand qu'à la Vieille-Force et aux Madelonnettes.

En présence de ces opinions contradictoires, il ne nous reste qu'à consulter notre propre expérience. Nous avons, d'une part, constaté l'absence complète des suicides, et de l'autre, parmi les cas de folie, un seul s'est déclaré dans la prison. Nous ne pouvons, en conséquence, qu'adopter l'opinion de M. Lélut, à laquelle nous apportons la confirmation de notre expérience. Ce qui paraît singulier, c'est qu'à Mazas, qui ne renferme que des prévenus, il y ait une proportion d'aliénés si forte et si supérieure à celle de notre prison cellulaire, où nous avons des condamnés qui subissent jusqu'à une année d'emprisonnement. Ce qu'il y a de plus surprenant encore, c'est le nombre effrayant de suicides à Mazas et leur absence complète dans la prison de Marseille. A quoi tiennent des différences aussi tranchées? Je laisse à de plus habiles que moi le soin de l'expliquer.

L'opinion que nous soutenons n'est pas neuve et déjà en 1835, dans un rapport fait à l'Académie de médecine, M. Ferrus avait déclaré, d'accord avec Marc, Parisot, Esquirol et la plupart des hommes spécialement livrés à l'étude des maladies mentales, que l'emprisonnement cellulaire ne semblait pas devoir augmenter les cas de folie. Cette opinion fut partagée et développée plus tard par M. Baillarger.

Mais il résulterait de nos observations que non seulement il y aurait moins d'aliénés dans les prisons cellulaires que dans les prisons en commun, mais encore que la proportion des cas de folie s'y rapprocherait sensiblement de celle de la population libre. Un résultat aussi imprévu a besoin, je l'avoue, d'être confirmé par l'expérience ultérieure. Aussi, tout en approuvant l'application du système cellulaire aux prisons départementales, je crois qu'avant de la généraliser il est prudent d'attendre une plus longue observation.

Mais d'où viennent donc les dissidences que nous avons rencontrées dans l'appréciation du nouveau mode d'emprisonnement? Elles tiennent, je le répète, à la difficulté et aux nombreuses causes d'erreur qui entourent l'étude de la folie pénitentiaire. Je les ai déjà signalées et je n'y reviendrai plus. Disons encore qu'en présence de tant de malheureux aliénés, condamnés à tort, on regrette que la Justice ne fasse pas plus souvent appel aux lumières des médecins. Ces erreurs sont doublement regrettables ; car, sans parler du grave inconvénient qu'il y a d'infliger à un individu une condamnation imméritée, on compromet sa santé quelquefois pour toujours en perdant un

temps précieux pour la guérison. C'est là un fait
tellement banal aux yeux des médecins spécialistes que je n'aurais pas osé le reproduire s'il pouvait y avoir de la banalité à combattre l'erreur et
à défendre la sainte cause de la vérité et de la
justice.

Quant aux longues détentions, je ne suis pas
éloigné de croire qu'elles n'offrent guère plus d'inconvénients que celles de courte durée. Et je crois
que, pour se prononcer en toute connaissance de
cause, il serait indispensable de tenter un essai
de ce genre.

On a beaucoup parlé de l'influence de la cellule
sans la connaître. On en a fait des tableaux beaucoup plus dramatiques qu'exacts. Voici ce qui arrive en général. Beaucoup de détenus s'habituent,
dès les premiers jours, à l'isolement. Quelques-
uns seulement conservent pendant un certain temps
un peu de tristesse. Je comprends l'action nuisible
de la cellule sur l'homme honnête qui n'a jamais
connu les prisons. Mais ces natures abruties et
vicieuses ont la sensibilité émoussée et sont peu
accessibles aux impressions pénibles. Et je crois
que pour la Maison centrale, comme pour la prison départementale, le système cellulaire n'aug-
menterait pas le nombre des aliénés.

Me voilà arrivé à la fin de mon travail. Je n'ai

pas la prétention, je le répète, après une expérience d'une aussi courte durée, de généraliser les résultats que j'ai obtenus et d'exposer des règles invariables. Mon but a été de faire connaître seulement les résultats de l'essai tenté à Marseille dans l'application de l'emprisonnement cellulaire. Ils seront utiles à consulter pour ceux qui étudient la question pénitentiaire, et fourniront des matériaux pratiques importants à la solution de ce difficile problème. Pour le moment, je suis autorisé à poser les conclusions suivantes :

1o Dans la prison cellulaire de Marseille, il y a eu un nombre de malades et de décès très peu considérable et inférieur à celui des prisons où existe le régime de la vie en commun ;

2o De même, le nombre des aliénés a été de beaucoup inférieur à celui que donne l'emprisonnement collectif ;

3o Il n'y a pas eu de cas de suicide ;

4o D'une manière générale, les conditions de la population de la prison cellulaire se rapprochent sensiblement de celles de la population libre.

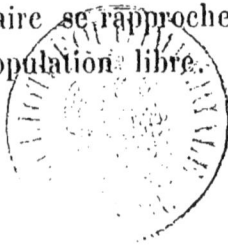

BIBLIOTHEQUE NATIONALE DE FRANCE

3 7531 04113020 5

www.ingramcontent.com/pod-product-compliance
Lightning Source LLC
Chambersburg PA
CBHW071248200326
41521CB00009B/1677